Pranider theke Shikkha

Bonyo pranider prokrito uddeshyo

Ebong grihopalito pranider uddeshyo

Keno tader bishoye odhyoyon kora uchit

Lessons from Animals: Bengali Edition

by

Shyam Mehta

Shyam Mehta, 1952 – 2039

Lessons from Animals: Bengali Edition

Pranider theke Shikkha

The Loving Heart Centre Collection-er 39-tomo khondo

ISBN: 978-1-4092-9244-9

Grontho talika

Ami nimnolikhito 46-ti boi likhechhi. Sobgulo boier pratyekti shobdo sorasori Bhogoban Sri Krishner kachh thekei esechhe. Kintu boiguli pora-i pokkhopat mulok paschima moner manushder jonno aruchikor. Majhe majhe ja bola hoyechhe ta hashyo-udrek-kor money hoy. Majhe majhe money hoy odvut. Kintu prottekti bakko chintashil mon niye jotner shathe puno-parikkha koragele pore olpo olpo sotto udghatan kora jay ja apnake apnar jibone shahajyo korbe. Udaharan shorup, amar boi "Apnar Abeg Shaktike Purnango Kora"-er cover pristhar dike shudhumatro 3 minute takiye thakalei apnake apnar bisrinkhol abeg shoktike (hotasha, rurota, rag ittadir por) niramoy hote shajyo korbe. Ami bishwas korina je ami amar Bhogoban ja bolechhen ta apnader jonyo likhe ami bhul korechhi.

Aj poschima ki? Shompurno prithibitai ekhon poschima. Tai jokhon ami boli "Pokkhopat mulok paschima mon", ami amake puro bisso theke ek ghore korar jhuki nei. Amar othoba Bhogobaner abbhyontorin prokriti emoni. Ja hok ei prokolpe mone hochchhe tini bhaloi korchhen.

Ekti Koutuker Boi, ISBN: 978-1-4092-9071-1
Jounata bihin, oshamprodaik, Chamatkar koutuk.
Valobasha ebong Shukh Unnoyane Ekjon Purusher Nirdeshika, ISBN: 1-4121-5210-0
Ami purush ebong nari ubhoyke dekhai je apni ja bhaben tar cheyeo beshi shukhi jibon aro beshi shantite japon korte paren.
Jotish Shastra ebong Shapno Bishleshan, ISBN: 978-1-4092-9024-7
Apnar Jotish shasra bishoyok Shangkha. Apnar Shapo Hote Barta. Allah-r Byabostha.
Amar Attojiboni, ISBN: 978-1-4092-8654-7
Ami asole ke.
Khristan Dharma, ISBN: 978-1-4092-9112-1
Keno prithibir shakol mando ekhan theke shuru hoy. Keno eta ekhon itihas.
Orthoniti, ISBN: 978-1-4092-9137-4
Ei 'prachin bigyan'-er bisaye ekti bastobochita mulyan.
Churanto Vabna, ISBN: 978-1-4092-8953-1
Ekti shasthoban, shukhi, bhalobashay purno jibon gortey apnar ja proyojon tar shakol bastobik gayaner jogfal eti.
Vabisshat Prithibi, ISBN: 978-1-4092-9058-2

3

Agami 20 bachhar apnake probhabito korar prodhan bishoygulor upor jukti shangata dristivangi ki?

Issor, ISBN: 978-1-4092-8918-0
Vabisshat Bani. Apnake Siddhanto Nite Hobe.

Shastho, ISBN: 978-1-4092-9052-0
Ekjonkey ja kortey hoy. Ki kora Uchit. Ki kora Uchit Noy..

Shishuke Kivabe Boro Korben, ISBN: 978-1-4092-
Ki ki dorkar. Kibhabe deben. Ki korben.

Apnar Shishuke Kivabe Ingreji Shekhaben, ISBN: 978-1-4092-9135-0
Ekti unnototoro paddhoti.

Apnar Shishuke Kivabe Shadharon Gayan Shikhate Hobe, ISBN: 978-1-4092-9104-6
Shishu ja shekhe tar beshir vag-i dorkar nei. Tar ja shekhar dorkar.

Kivabe Apnar Shishuke Ongko Shikhaben, ISBN: 978-1-4092-9103-9
Khub olpo boyoshi shishuder jonno ekjon ongkobid kortrik prostut shahaj ebong shampurno angko.

Atto-Bishleshon Sharanjam, ISBN: 1-4121-5380-8
Thik kotota valo vabey apnar jouno ango, apnar sharir, apnar abeg ebong apnar mon kaj kore?

Bharatio Biye, ISBN: 1-4121-5321-2
Kibhabey apni ekti dirgo shukhi dampottya jibon pete paren?

Bharatio Darshan ebong Dharmo, ISBN: 1-4121-5211-9
Bharatio darshan apnar jiboner lokkhya orjone shahajya korar shathe shamporkito.

Pranider Theke Shikkha, ISBN: 978-1-4092-8897-8
Apnar rog protirod khamota vishon rakom khatigrosto. Eta bonya pranider balay sotya noy keno?

Aro Kobita ar Gan, ISBN: 978-1-4092-
Kobita holo chhandobaddho gaddya. Ekhane achhe aro kichhu kobita ar gan.

APNAKE ISSORER ARO KACHE NIYE JABAR JANYA SANGIT, ISBN: 978-1-4092-9277-7
Je sangit shunte bhalo lage sunun. Sob guloi apnar mone shanti anbe na. Ki korben.

Prakritik Oushad, ISBN: 1-4121-4384-0
Konta apnake shahajya korbe ebong konta korbey na.

Oxford Bissobiddaloy, ISBN: 978-1-4092-9098-8
Ei prithibite shudhu matro Swiss Bissobidyaloy guloi mondo. Keno eta jana apnar jonno guruttopurno.

Bastrobihin Mansuh, ISBN: 1-4121-5365-4
Keno Bharat-er Bangalore 50,000 bochhor age shei jayga chhilo.
Tader kotogulo shantan achhe?
Bastrobihin manush ekhon kothay paoa jai?

Apnar Abeg Shaktir Purnota Dan, ISBN: 1-4121-5164-3
Apnakey mul karon, abeger rog, niyontron korte hobe ja apnar upor birup probhab felchhe.

Apnar Bhalobasha Shaktir Purnota Dan, ISBN: 1-4121-5169-4
Apnar darkar bhalobasha anushandhan kora. Ei jugey eta apnar kachhe emni emni dhora debe na. etey shomoy ebong prochesta proyojon.

Apnar Manoshik Shaktir Purnota Dan, ISBN: 1-4121-5165-1
Nikhut mon apnar proyojoniyo tathya attostha kore, abeghin bhabe bisleshon kore ebong tarpor shiddhanto ney.

Apnar Sharirik Shaktir Purnota Dan, ISBN: 1-4121-5167-8
Apnar deho ki upojukto ebong shaktishali, shasthoban? Eta jemon achhe tate ki apni shukhi?

Apnar Jouno Shaktir Purnota Dan, ISBN: 1-4121-5163-5
Apnar dampatya jibone shakriyo jouno jibon proyojon. Ei lakkhya arjone ki ki padakkhep neya proyojon?

Kobita ebong Gan, ISBN: 978-1-4092-8831-2
Kobita holo chhandomoy godya. Kichhu shundor kobita ebong ganer shankalan

Padartho Bidya, ISBN: 978-1-4092-9114-5
Abdhunik padartho bidya oshongati shamuho. Padartho bidyar shottikar niyamaboli.

Bigyan, ISBN: 1-4121-5235-6
Prithibike shahajya korte notun bigyan.

Shrîmad Bhagobot Gîtâ ebong Dhara Bibarani, ISBN:978-1-4092-8758-2
Onnyanya anubad ebong dhara biborani bhuley jan. Etai apnar jonya.

Addhunikota ebong Dharmio Bhromon, ISBN: 1-4121-5206-2
Apnar shakol shakti kendro shamuhoke tushto korte hobe. Apnake shuru korte hobe jouno shakti diye.

Chhotoder Jonta Golpo, ISBN: 978-1-4092-8990-6
TV, computer ebong onnyanyo adhunik atanko bhule jaoar golpo.

Probhu Patanjalir 108-ti Matha, ISBN: 1-4121-5160-0
Ami shadharon ganitik jukti byabohar kore eta dekhateychhi je Yoga Sutra shamuho biddander jonno ekti fad.

Bharater Atti Pabitro Boi, ISBN: 1-4121-5162-7
Ami dekhiechhi je egulo khub jotner shathe sirishti kora hoyechhe Bharoter paroshik shashakder probhabito korar jonno.

Prithibir Itihash, ISBN: 1-4121-5166-X
Shuru theke bishsho brammander shamagro itihasher ekti ekok karoni achhe.

Moner Monobigyan, ISBN: 978-1-4092-9042-1
Mister western monobigyani, amar mon ki Einstein othoba Stalin-er moner moto moulik gathonkari upadan diye gothito? Tar kono dharonai nai. Ei boie ami mul bhabona upasthapon korechhi ki bhabe apni nijeke bujhte parben.

Paschima Darshan, ISBN: 1-4121-5207-0
Ami etar shankhipto rup dan korechhi.

Khristan Mohilader Shamporke Purushder Ja Jana Uchit, ISBN: 1-4121-5450-2

Dui dharone mohila. Tader ubhoyeri bhalobasha proyojon. Ei boita aponake bole debe ki bhabe tader ekjonke bhalo bachhhte hobe.

Swine Flu ebong Onyanyo Byapare Ki Korte Hobe, ISBN: 978-1-4092-9077-3

Amar kachhe rog protishedhok achhe.

Anabrita Nari, ISBN: 978-1-4092-8960-9

Tader Uddeshya. Tader Karjokrom, Tader Abhishandhi.

APNAR ABEGER JOTILOTAR SUSRASA KORAR JONYA SHILPER BHUMIKA, ISBN: 978-1-4092-9264-7

Sabai khub chaper modhye achhe. Abeg khoye jachchhe. Etai krodh sristi korchhe.

Jog, ISBN: 1-4121-5161-9

Jog beyam, pranayam ebong dhyan er onek birup protikria royechhe.

Jog: Iyengar Path, Part II, ISBN: 978-1-4092-9089-6

Deho bhangi keno ebong kokhon ta kortey hobe.

Apnar Shotta ebong Mon, ISBN: 1-4121-5208-9

Aj, mon nijei, shotta nijei, kharap hoye jachhe. Ami bekkhya korbo kibhabe apni nijeke shahajjo korar jonno ki korte paren.

Boi shamuho beshirbhag boi-bikretar kachh theke kinte parben. Boigulo ingrejite paoa jai ebong Arbi, Bangla, China Mandarian Bhasha, Forashi, Jerman, Italian, Portuguese, Rus ebong Spanio bhashate paoa jete shuru korechhe.

Amar onek anka sobi amar web page-e dekha jabe:

www.lovingheartcentre.net/MyPaintings.htm

6

Mukhobondho

Poshuder atma nei ar mohiladero nei. Asha kori ei kothatai ei bishoye Baibel thik na Koran thik bole je dhormototto-goto bitorko Khristan ar Musolmander modhye cholto tate prothom bar ebong chirokaler moto iti tanbe. Obosso Hindu dhorme ei niye kokhono kono bitorko hoy-ni: ei bishoye Monu Smriti-r boktobyo khub sposhto.

Tader mon achhe kintu tara thik ar bhuler modhye parthokyo korte pare na, Ek matro purushrai eta korte pare.

Kintu, tader obosyoi kichhu uddeshyo achhe, ja holo manob projatir uddeshyoke seba kora. Ar tader belay, manob projatir ekta uddehayo achhe, ta holo Issorer uddeshyoke seba kora. Ei uddeshyo je ki sei bishoye oboshyoi ami amar bibhinno boi-e bistarito bhabe alochona korechhi.

Poshuder odhyoyoner bishoye fire aschhi (mohilader bishoye noy, ami se sob bishoye amar onyanyo boi-e bistarito alochona korechhi), ei bishoye porte hole ei boitai upojukto.

Shyam Mehta
The Loving Heart Centre
www.lovingheartcentre.net
7 July 2009

8

Bishoysuchi

Porichchhed 1: Sadharon Uddeshyo

Ei porichchhede ami British Senabahinir kono bishesh byektir kotha bolchhi na jodio tara onekta poshuder motoi hoy.

Na. Ami chotushpodo-der kotha alochona korchhi. Amar mote, Issor sohojei emon kono bisso udbhabon korte parten jar modhye kebol shak-sobji ar manusher ostitto thakto.

Ekarone, poshuder uddeshyo kebol manusher khadyo hoa noy.

Tara amader sadharon bhabe dekhay je kibhabe sasthyoban thaka jay.

Porichchhed 2: Hatir Shokti

Sposhtoti tara shoktishali kintu eta kebol ekarone noy je tara boro. Pipreder motoi tara proti kilo ojoner dik theke shoktishali.

Tara mangsashi hoye shoktishali hoy-ni. Tara (pipreder moto) shakahari bole-i shoktishali.

Onyo kono mangshashi prani proti ekok ojoner dik theke er cheye beshi shoktishali noy.

Shoktir dik theke ami kono kichhu tanbar khomotar kotha bolchhi. Manusher jonyo dori tanar kotha noy, tader gothon-goto porikolpona tar jonyo hoy-ni. Na, ami tader onyo kono hatike, bisheshoto madi hatike tanbar kotha bolchhi.

Eder ekti purusher besh boro harem achhe ar haremer sobai sukhei thake. Kono ek bochhore hatiti tar haremer ek joner songe-i bhalo basabasi kore ar tar porer bochhore korbe arek joner songe. Madira nijer dak kobe asbe muloto sei niye protikkhatei khushi thake ja asole kale bhodre-i hoy. Tader sobar sathei bhalo byabohar kora hoy, eder modhye kono jhograjhati, gutoguti ityadi hoy na ar kono madi hati onyer opore hingsha kore na.

Ei sob byapare, hati-ra manushkeo shikkha dite pare.

Porichchhed 3: Singho

Atonko-jonok chhitel prani jara jothechchho bhae Khristander moto hotya kore beray?

Na. Eta sotti je tara shakahari noy. Kintu tara kale-bhodrei hotya kore, ar kebol khadyer jonyoi. Jodi tara kheye niye thake, ar ami sekhane thaki, tara amar dike takabe, upor theke nich porjonto porjobekkhon kore nebe, ar ghumote chole jabe. Ami ek rokom atonkito hoye jabo, kintu tara amar kebol sei tuku khoti-i korbe.

Tader kachhe, khadyoi sompod, kintu tara eke jomiye rakhe na, Tader ja dorkar ney ar bakita tader bhai-boneder (onyanyora jara tar cheye kom shoktishali) jonyo rekhe dey. Noitikota (yama)-r niti longhoner kotha dure thak tara kokhono ahimsa-r niti-o longhon kore na. Kokhono mithya kotha bole na, kokhono churi kore na (tara khudarto thakleo nijer shikar kora khadyo-i khay onyerta ney na), kokhono omarjito byabohar kore na (singhorder kebol ekti korei shongini thake).

Tara osustho hoy na. Er karon tara jotheshto porimane ghumoy ar bisram ney. Kintu tara at ghonta dhore ghumiye tar pore jage na. Tara ek ghonta dhore ghumoy, tar por ektu ghure beray, er por abaro 30 minute ghumoy ar tar pore ghure beray ba shikar kore ar ebhabei cholte thake agami 48 ghonta dhore (aro kichhu na kheye ba shikar kore). Manusher ei pothei chola uchit jodi osustho na hote hoy: ek ghontar kachhakachhi ghumon, ar tar pore jege uthun, halka kaj korun, abar jokhon klanto lagbe ghumon ei rokom chaliye jan.

Khadyer dik diye obosyo kono hati ba singho-ke nokol korben na. Tader moto jokhon jokhon khay sebhabe, ar ja ja khay ta-i khabar dorkar nei karon apnar tader moto sharirik shoktir dorkar nei.

Porichchhed 4: Goru

Ekhetreo ami nari-der kotha bolchhi na. Sokol gyan Issor thekei ase.

Buno gorurao osustho hoy na. Tader daat noshto hoye jay ar tarpore ora khider jalay mara jay.

Ar obosyoi tara je keno osustho hoy na tar karon-o hati ar singher motoi: tara sabhabik jibon japon kore, Issor ja korte bolen ta-i kore ar kokhono apotti kore na.

Poshuder modhye goru bishesh kore ekti atto-tripto prani. Er karon holo era sob somoy-i khete thake. Jodi apni chaper modhye thaken, apnaro temoni kichhu korte ichchhe kore ar setai kora uchit (ek ek bare olpo olpo kore, jeno mota na hoye jan).

Manoshik chap bibhinno chhoddobeshe ase. Udahoron sorup eta pranider somporke ekta boi lekhar moto byapar jar bishoye ami kichhui jani na (shohure chhele hobar fole). Apnar khetre, hoyto apnar sami apnake mardhor kore. Eta ek ek joner khetre ek ek rokom, tobe manoshik chap ajker juge sorbobyapi. Tai beshi beshi kore khaoa eranoi bhalo ar majhe majhei halka bhaja-bhuji khaben. Goruder (ubhoy projatir) moto.

Porichchhed 5: Shukor, Chhagol ityadi

Eder bishoye amar bishesh kono dharona nei, kebol ei tuku jani je era shakahari ar manusher hate bondi thaka obosthay chhara kokhono osustho hoy na.

Manusher hate bondi obosthay tara ja kichhu khete badhyo hoy setai shukorder osusthotar karon. Se sob kohotobyo noy. Shaksobji-bihin jinish. Dushito jinish. Thik shukorer moto dekhte manusher moto. Apni jodi ei bishoye aro kichhu jante chan, tahole apnake internet theke khuje shukorder ki ki khete badhyo kora hoy ta jante hobe.

Ar goyale rakha chhagol? Ora tader boichitro-hin jiboner jonyo osustho hoye pore. Tader ekta chhoto jomi diye bola hoy, "kha". Thik ajkalkar Poshchima somajer bachchader moto. Chhagoler proti beshi bhalo byabohar, ar beshi jaygar byabostha kora dorkar ar taholei tara bhalo hoye jabe.

Chhagol, shukor ar manushke osusthota (manoshik o sharirik) erate hole shudhu ei byabostha korai dorkar.

Porichchhed 6: Lingochchhed Kora Kukur

Kotha holo, Poshchima poshu-chikitshaok koshai-ra eder opore bibhinno-bhabe eta kore thake.

Ar Poschima saromeyo-premira eder prem korar ichchha-ke atkate eder chormo rojju diye bedhe rakhe.

Bastoboto eder proti tader ghrina etotai probol.

Kotha holo, emon ekta somoy asbe jokhon apnake apnar Poschima bou-er oporeo eta (ami bolte chaichhi chormo rojjur kotha) korte hobe jodi apnar emon keu thakar moto durbhagyo hoye thake.

Songya onusare, Poshchima nari tarai jara mod khay ba cannabis-er nesha kore.

The Loving Heart Centre, www.lovingheartcentre.net

Porichchhed 7: Kukurer Koshthokathinyo

Kotha holo, tara baje khabar khay, apni ar ki asha koren? Ogulo hojom korte hobe?

Se sob bondho korun, dekhben je apni bhalo achhen.

Jokhon mol ontro theke thele bar korte hoy takei koshthokathinyo bole. Er ortho holo khadyo apnar bhitorei poche jachchhe ar apni nishchit bhabei bhalo nei ark hub taratari apni aro osustho hote cholechhen.

Apnake ontoto kono sabhabik dine, ja kina sob somoyei 24 ghontar hobe emon kono mane nei (ami ei bishoye amar ekti boi-e bstarito likhechhil), ekbar mol-tyag korte hobe.

Porichchhed 8: Tikakoron kora Kukur

Ar eta abar ki dhoroner boka boka kaj? Ha, apato bhabe kukurder thanda-jor ebong manusher moto rog hoy. Tate ki? Taderke tikakoron keno korben?

Asole totto kothata holo, kukurder ki holo tate ki ase jay, kintu tader jeno emon kichhu na hoy jate tader manush 'malik'(jara bhaloi poysa diye kinechhen)-der kono rog hobar sombhabona thake.

Kintu rog tabole obossoi sebhabe kaj kore na. Kukurer rog je kono bhabei hok na keno hoy, je bhabei hok na keno ta chhoray.

Kintu jodi tikakoron kora hoy, era rog protirodhi hoye jay tai roger lokkhon dhora pore na.

Porichchhed 8: Olos Kukur

Beshi kichhu bolar nei. Emonki eder ghurte niye jaber somoyeo kono adorsho malik ederke dori diye bedhei rakhen. Fole kukur dhir, kutsit ar mota hoye jay.

Jodi apnar bose theke kaj korar moto jibika hoy, apnar proti din ek ghonta kore dhir podokkhepe hata dorkar.

Porichchhed 10: Ukune dhora Kukur

Eta ashchorjo holeo sotto je Poshchima kukurder prochur ukun hoy.

Tader proti soptahe ekbar ba aro beshi bar kore snan korano 'dorkar' jodi aro beshi ukunke akorshon kora atkate chan.

Malikra ukun-akranto hote chan na.

Obosso, joto beshi Poshchima saban byabohar korben toto beshi kore chamra rogakranto hobe ar toto beshi kore ukun kukurke chushe khabe.

Sabhabik obosthay kono kukur snan kore na abar nongrao hoy na.

Kono sasthoban manush-o kore na.

Kintu, adhunik juger sorbobyapi dushoner fole, puropuri sustho hoa sombhob noy.

Apnar jeta kora uchit ta holo dine ek bar snan (khub beshi jol apnar pokkhe bhalo na) ar saban o shampooh eriye chola.

Apnar kapore porishkarok guro saban deben na. Emonki er chihno thakao apnar pokkhe kharap.

Dater majon-o eriye cholun.

Kebol adhunik concrete-er jonyo apnar payer pokkhe juto proyojoniyo ar tate paye gondho-tondho hobei.

Apni kichhuta talcum powder niye juto-te dile roger prokop khub beshi chhorabe na.

Porichchhed 11: Onekta Nengiti Idurer moto

Nengti idur shanto hoy, dhere idurer moto na.

Tarao ja deoa hoy ta-i khay.

Eta manusher pokkheo bhalo obhyas hote pare: jhamela jhonjat na kore Issor ja kichhu den opochoy na kore ta-i khaoa uchit.

Porichchhed 12: Khudharto Kukur

Jokhon kono kukur khudarto hoy, khabar pabar jonyo se je kono kaj korte pare.

Thik jemon mangso kheko lokera kore thake.

Kono chhoto kukurke apni doure hariye dite parben, kintu boro kukur tara korle apnake kono car-e thakte hobe, tobe tateo rehai nei garite otha-nama korben ki kore?

Jodi apnar posha kukur thake, tahole kompokkhe take shakaharider moto khabar din.

Durjoger somoye, ja kina khub shigri aste cholechhe, eta khub-i guruttopurno poramorsho hobe.

Porichchhed 13: Biral

Biraler bishoye bola jay, ederke plague roger motoi eriye choa uchit, je rog era jeno bishesh kore apnar jonyo-i bohon kore ane.

Porichchhed 14: Dhere Idur

Era jekhane sekhane aborjona boye niye beray [Amio onekta idurer motoi boro lajuk prokritir, tai kon dhoroner manush je sara jibon tader songe aborjona boye niye beray ta bolte lojja pachchhi, ta apni nijei bujhe nin].

Pranira je sob guruttopurno shikkha dey tar modhye ekta holo kemon hoa uchit na ar ki kora uchit na. Idurera ontoto ei uddeshyo sadhon kore je ki kaj kora uchit na.

Porichchhed 15: Onyanyo Prani

Sotti, apnar ei bishoye janar moto ontordrishti achhe je, apni jesob pranider janen tader ki ki bhalo ar ki ki mondo gun achhe. Ei karonei ei sob pranider ostitto tike achhe. Kangaroo-i mayeder bujhiye dey je kibhabe bachchake bohon korte hoy.

Kichhu manush jemon ostittoshil achhen ei karone-i jeno apni jante paren je apner kemon hoa uchit na: osot, batelabaj ityadi ityadi.

The Loving Heart Centre, www.lovingheartcentre.net

The Loving Heart Centre, www.lovingheartcentre.net